Abnehmen mit Hypnose

Wie Hypnose, Meditation und einfache Übungen mir beim Abnehmen geholfen haben!

von Arno Ostländer

Abnehmen mit Hypnose

Wie Hypnose, Meditation und einfache Übungen mir beim Abnehmen geholfen haben!

von Arno Ostländer

Das Buch

Hypnose und Meditation – wie kann das helfen?

Ganz Sanft – kennen wir gar nicht mehr. Wir schaden uns so oft selbst und sind so selten liebenswert und freundlich zu uns – das ist in Hypnose ganz anders.

Meditation wie Hypnose sind achtsam, lassen uns zur Ruhe kommen und geben uns die Chance, aus dem bisherigen Leben auszusteigen.

Es ist unsere Eintrittskarte in die Freiheit.

Drei ganz einfache und wirksame Texte und fünf leichte Übungen sind ein guter Einstieg und vielleicht die Basis der Veränderung. Wir haben es verdient, gut und gesund zu leben.

Mehr über Arno Ostländer

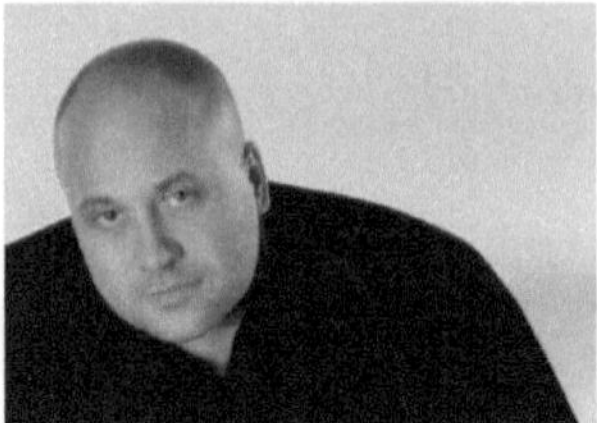

Arno Ostländer, Buchautor und Moderator Jahrgang 1968, ist unter anderem ein aus Radio, TV und Presse bekannter Coach und Berater, der beispielsweise als Experte für Zeitungen schreibt und im TV unter anderem tätig war als Berater von Silvia Wollny (Die Wollnys - Eine schrecklich große Familie). Darüber hinaus bloggt er zu vielen interessanten Themenbereichen und ist in vielen Medien gefragter Interviewpartner.

Der Versicherungsfachwirt und frühere Vertriebstrainer hat kurz nach erreichen seines vierzigsten Lebensjahres aus einer tiefen Lebenskrise heraus sein Leben auf neue Beine gestellt. Er hat seither zahlreiche Ausbildungen absolviert und sehr viele berühmte Persönlichkeiten getroffen, mit denen er gearbeitet hat. Sein Ansatz ist hypnosystemisch, lösungsorientiert und konstruktivistisch. Aus dieser Lebensneugestaltung heraus entstehen seine Sachbücher, Videos, Artikel, Bücher und andere Multimedia-Artikel.

Er arbeitet neben diesen Tätigkeiten auch mit Einzelpersonen, Familien, Gruppen und Firmen im Raum Aachen.

Seite Internetseiten sind hier zu finden:

Bewusstes Zentrum
www.bewusstes-zentrum.de

Die persönliche Internetseite:
www.arno-ostlaender.com

Persönlicher Blog zu dieser Buchserie:
www.abnehmtipps-abnehmtricks.de

Titel der Originalausgabe:
Abnehmen mit Hypnose

Wie Hypnose, Meditation und einfache Übungen mir beim Abnehmen geholfen haben!

Aus der Buchserie: Abnehmtipps, Abnehmtricks und Low Carb Rezepte für ein leichtes Leben

© Arno Ostländer, Stolberg (Rhld.), 2018.

Alle Rechte vorbehalten
Autor: Arno Ostländer
Bilder von Arno Ostländer: Brigitte Averdung-Häfner

Umschlaggestaltung und Layout: Arno Ostländer

ISBN-13: 978-1987691900

ISBN-10: 1987691903

Arno Ostländer, Konrad-Adenauer-Straße 110, D 52223 Stolberg (Rhld.)

www.arno-ostlaender.com

Allgemeine Hinweise

Ich schreibe meine Bücher aus dem Herzen. Gerne bemühe ich mich um einfache und klare Worte. Dabei habe ich bemerkt, dass ich durch zu viel Korrektur oftmals Gefahr laufe, den Inhalt durch Lektoren verändert zu sehen. Daher können kleine Fehler vorkommen, die zeigen, dass meine Bücher aus dem Herzen und nicht aus dem Kopf kommen. Das ist mir wichtig und entspricht meinem Anspruch und dem eigenen Auftrag an mich.

Aus Gründen der einfachen Darstellung wurde nicht immer in männlich und weiblich geschrieben, sondern immer jeweils eine Variante ausgewählt, damit die Lesbarkeit gegeben ist.

Wichtig sind auch die Hinweise zu Gesundheitsthemen und die weiteren Hinweise und Quellen am Ende des Buches (siehe Hinweise und Quellen).

"Wenn es unmöglich ist, dann müssen wir es eben hypnotisch machen."

Richard Bandler

Inhaltsverzeichnis

1 Vorwort: Abnehmen mit Hypnose – kann das jeder?

2 Drei erfolgreiche Hypnose Mustertexte zum Abnehmen und wie man sie anwendet

3 Die wichtigsten fünf Meditationen und Übungen zum Abnehmen

Nachwort und wichtige Hinweise

1 Vorwort: Abnehmen mit Hypnose – kann das jeder?

Natürlich Ja. Das Problem ist auch eine Art von Trance, daher bietet es sich auch für die Lösung an. Klingt jetzt total verrückt – stimmt. Das ist ja auch so. Wir sind vielen Hypnose Phänomenen erlegen und merken es nicht.

Einige klare Beispiele dafür:

Es stehen Zusätze wie „gesund" oder „Sport" auf Lebensmitteln. Wir glauben diese Manipulationen und erliegen den Illusionen. Sogar eine Fast Food Kette bietet ein Sportmenü an mit Weizenbrötchen, Eis und Fleisch. Das kann nicht sein, aber wir glauben es.

Tatsachen, die vor 100 Jahren falsch geschaffen wurden, bleiben gespeichert. Beispiele sind hier das Cholesterin Thema und Spinat. Hier gab es vor etwa einhundert Jahren Untersuchungen, die heute noch falsch interpretiert werden. Spinat habe viel Eisen hieß es, das war ein Messfehler, aber die Illusion bleibt und wird durch einen Comic Matrosen noch verstärkt. Kaninchen mit Eigelb zu mästen ließ angeblich auch Rückschlüsse auf Menschen zu – auch wenn diese Tiere vegan leben und alles, was für unsere Ernährung wichtig ist, im Eigelb vorkommt.

Wir sind noch von Nachkriegs-Generationen geprägt. Hier hat man uns vermittelt, dass wir viel essen sollen, Fleisch als erstes gegessen werden soll (und reichlich) oder dass wir aufessen müssen – des Wetters wegen. Und wehe nicht, dann bleiben wir sitzen. So lernst Du als Kind das fressen.

Wir bezahlen für das gleiche Produkt 30% mehr, nur weil ein Markenname uns eine Illusion bietet, das Produkt sei besser.

Glücklich zu sein haben wir nicht verdient. Das denken wir wirklich. Alle dürfen frei und glücklich sein, aber wir nicht.

Am schlimmsten aber: Wir glauben, dass wir nicht gut genug sind.

Es gibt noch endlos viele Beispiele. Die Werbung, Gewohnheiten und vieles mehr prägen uns – nicht sinnvoll oder richtig, aber nachhaltig.

Das bedeutet es, dass wir Trance Einleitungen unterliegen. Das können wir auf diesem Wege auch lösen. Das geht mit der Eigenanwendung in Meditation und Übungen oder mit Hilfe durch Hypnose. Diese ist sehr sanft und achtsam und nicht drängend oder lässt uns die Kontrolle verlieren.

Hypnose sorgt dafür, dass wir zur Ruhe kommen, uns entspannen und dann leicht erkennen können, was wir wirklich brauchen. So kommen wir in uns zu Ruhe und Entspannung. Wir können leicht loslassen, lernen besser zu leben und loszulassen. Wir werden so frei – wirklich frei – von innen heraus.

Darum geht es und nicht darum, mal eben etwas abzunehmen oder nur eine gewisse Lust zu unterdrücken. Der Wunsch, nur mal eben die Lust auf etwas Süßes zu unterdrücken, ist zu kurz gedacht. Wir brauchen eine wirkliche Änderung im Bewusstsein und eine gute Umstellung auf eine wirklich passende Ernährung – und das begleitet von der Befreiung der Seele durch Hypnose und Meditation.

Viel Erfolg – und vielleicht lernen wir uns auch persönlich kennen.

2 Drei erfolgreiche Hypnose Mustertexte zum Abnehmen und wie man sie anwendet

Wie leitet man die Hypnose ein?

Hypnose kann man bei sich selbst gut einleiten (Selbsthypnose), indem man tief atmet und sich erlaubt, immer tiefer in den eigenen Körper zu spüren. Man kann in einer gedanklichen Reise durch den ganzen Körper spüren, Autogenes Training oder progressive Muskelentspannung bzw. eine Art von Meditation nutzen.

Hypnose einleiten lassen geht am besten vom Profi. Man kann es auch bei uns einzeln oder im Seminar anwenden lernen.

Hinweise zur Anwendung

Wichtig ist es, mental und körperlich in guter Form zu sein, keine psychischen oder neurologischen Probleme zu haben und auf sich achten zu können. Ansonsten ist es wichtig, immer den Profi zu fragen. Es empfiehlt sich zudem auch, den jeweiligen Text erst einmal durchzulesen und zu schauen, welche Variante passend erscheint. Bitte immer fragen, bevor es zu Problemen kommt, gerne auch Arzt, Heilpraktiker oder andere Behandler.

Einfach zur Ruhe kommen, genießen, entspannen und sich selbst berieseln – gerne auch von einer CD / Datei, auf der man sich seinen Wirktext aufgesprochen hat.

Ausleiten kannst Du zum Beispiel mit einem Wecker mit ausreichend Zeit – sonst nutze es gerne zum einschlafen.

Text 1 (aus unserer Hypnose Basis Ausbildung Buch 1)

Du hast Dich dazu entschlossen, von nun an gesund zu leben und Dein Idealgewicht zu erreichen und dieses auch zu halten.

Dein Unterbewusstsein wird nun die Grundlage schaffen, damit Du diese Veränderung gesund vollbringen kannst. Du wirst Dein Wunschgewicht mühelos erreichen können und dieses auch halten.

Dein Unterbewusstsein unterstützt dich hierbei und sorgt dafür, dass Deine Verdauung sich reguliert und Du das, was gut und gesund für Dich ist, bevorzugst und eine Ernährung, die nicht gut und gesund für Dich ist, ablehnst.

Es gibt einen Grund, warum Du nicht Dein Wohlfühlgewicht hast. Dein Unterbewusstsein hilft Dir dabei, diesen Grund aufzulösen und Dein Wohlfühlgewicht zu erreichen.

Stelle Dir einen großen Raum vor, in dessen Mitte Du stehst.

In ein paar Metern Entfernung siehst Du einen Tisch mit Lebensmitteln, die nicht gut und gesund für Dich sind. Du weißt genau, was nicht gut ist für Dich und Deinen Körper. Stelle Dir genau die Sachen vor, die Du bisher gegessen und getrunken hast, die aber nicht gut und gesund für Dich sind. Es sind alles Lebensmittel, die Dich krank machen und die dazu führen, dass Du Dich nicht gut und gesund fühlst.

Gehe nun auf diesen Tisch zu und realisiere, was hinter der tollen Fassade steckt. Diese Dinge schaden Dir allesamt nur und sind nicht gut und gesund für Dich.

Du spürst, dass diese Dinge den Geschmack, Geruch und Reiz verlieren, den sie einmal hatten. Sie sind nicht gut und Du empfindest keinen Reiz mehr an ihnen. Es waren Täuschungen, denen Du erlegen bist. Dies änderst Du jetzt. Nun weißt Du, dass diese Dinge nicht gut und gesund sind für Dich und Deinen Körper.

Immer mehr verlieren diese Dinge das, was sie so reizvoll gemacht hat. Sie werden immer fader, realer und verlieren aber doch immer mehr an Farbe, Ausstrahlung und Reiz. Spüre, wie diese Dinge den Reiz verlieren und Dich nicht mehr anziehen können.

Du bekommst eine immer größere Abneigung gegen diese Dinge. Sie sind nicht gut und gesund für Dich. Du realisierst die falschen Inhaltsstoffe, den Schaden, den diese Lebensmittel anrichten und die gesamte Wirkung auf Dich und Deinen Körper.

Ganz tief in Dir ist gespeichert, dass diese Dinge Dir nur schaden und Dich nur belasten. Daher wirst Du diese Dinge meiden. Sie reizen Dich nicht mehr und Du brauchst sie nicht mehr.

Die für Dich falschen Lebensmittel werden immer farbloser und entfernen sich immer weiter von Dir. Sie werden immer und immer kleiner und farbloser. Sie verlieren den Geschmack und auch den guten Geruch. Sie werden immer kleiner und verschwinden fast vollständig, denn sie sind uninteressant und unwichtig für Dich.

Du siehst noch einen Tisch. Dieser scheint etwas Reizvolles und gutes auf sich zu tragen. Je näher Du kommst, desto besser, natürlicher und gesünder ist der Geruch, den Du empfindest. Es sind nur gesunde Sachen auf diesem Tisch. Du freust Dich darauf, auf diesen Tisch zuzugehen. Der Raum wird um Dich herum immer heller, freundlicher und wohlwollender. Du bekommst immer mehr Lust auf diese frischen und gesunden Sachen. Sie werden immer größer und farbenfroher vor Dir. Sie kommen immer näher auf Dich zu.

Du fühlst Dich gut, wenn Du gesunde Lebensmittel siehst. Immer tiefer speicherst Du dieses Wohlgefühl in Dir ab. Du genießt es, Dich gesund und gut zu ernähren. Dein Körper freut sich auf diese gute und ausgewogene Ernährung.

Schau Dir nun Dich im Spiegel an, so wie Du sein möchtest. Du wirst Dich ganz neu erleben. Ganz so wie Du sein möchtest, siehst Du dich.

Du gefällst Dir gut und Du siehst, wie gesund Du bist. Ganz so wie in Deiner Phantasie schaust Du aus. Das ist ein wohliges Gefühl. Du so ganz neu oder so, wie Du dich vielleicht noch kennst.

Du wirst durch Dein neues Empfinden und Deine sich nun regulierende Verdauung von ganz alleine auf Dein Wohlfühlgewicht kommen. Jeden Tag verändert sich Dein Körper ein wenig mehr in die richtige Richtung.

Ungesunde Ernährung lehnst Du ab jetzt strikt ab. Du weißt und Du spürst auch, was gut und gesund für Dich ist. Du wirst danach leben und Dein Unterbewusstsein wird Dich dabei unterstützen und begleiten. Alles das wird genau so eintreffen, wie ich es Dir sage, denn es entspricht genau Deinem Wunsch und Willen und es ist gut und gesund für Dich.

Speichere nun noch einmal ein, was gut für Dich ist und wie Du Dich gesehen hast. Sieh Dich so, wie Du gerne sein möchtest und wie Du bald sein wirst. Dieses Bild speichere vor Deinem inneren Auge ab. Es wird Dir helfen auf Deinem Weg zu Deinem neuen Ich, zu dem Du Dich von nun an wandeln wirst.

Text 2

Erlaube Dir nun, ganz sanft und liebevoll in Dich zu schauen. Lasse einfach Deinen Blick ganz wohlwollend einfach durch den Körper gehen. Schau nach innen … spüre nach … erlaube Dir, in dir selbst nachzuschauen …

Was findest Du, das in Deinem Körper gut und vernünftig ist. Viele Dinge laufen so, wie sie es sollen. Du kann vernünftig sein, gesund, stark und sensibel – alles zu seiner Zeit. In Dir gibt es einen Teil, der all dies verkörpert und dem es gut geht. Dieser Teil in Dir ist immer da, manchmal ist er nur mehr oder weniger aktiv.

Wie verbunden bist Du mit diesem Teil? Er ist immer da – und mal mehr und mal weniger bewusst. Er braucht auch einmal seine freien Stunden. Das ist vollkommen in Ordnung. Oftmals aber ist er ganz klar da und macht seine Arbeit – und das zu Deinem Besten.

Hast Du vielleicht einen Namen für den inneren Anteil, der vernünftig sein kann? Spüre in ihn hinein … (Pause machen)

Verabschiede Dich einen Moment von diesem Anteil …

Spüre in einen anderen Anteil in Dir. Erlaube Dir, das Wissen wahrzunehmen. Es bietet die Grundlage für Deine Entscheidungen. Spüre, wo Du dem Wissen begegnest. Es ist ein wichtiger Anteil von Dir uns es ist auch immer in Dir vorhanden.

Auch das Wissen hat einmal eine Pause verdient, selbst wenn es immer für Dich da ist. Spüre in das Wissen hinein … wo ist der Anteil … wie heißt er … baue den Kontakt mit dem Anteil des Wissens auf …

Lass Dir Zeit und spüre in ihn hinein … (Pause machen)

Verabschiede Dich einen Moment von diesem Anteil …

Nun spüre in den Anteil der Prägungen, Verbindungen zu den Menschen, die Dich aufgezogen haben und durch die Du Dich entwickelt hast. Eltern, Großeltern … wer hat Dich wirklich aufgezogen und sich um Dich gekümmert.

Du findest diese wichtigen Menschen auch jetzt in Dir. Sie müssen nicht da sein, um in Deinem Herzen zu wohnen … sie sind immer da … bei Dir.

Sie haben viel Gutes getan … sie sind immer einmal da … haben auch einmal frei … aber jetzt sind sie dort … in Dir.

Sie hatten gute Ideen und sie haben Dir sicher auch falsche Dinge vorgelebt, die Du gelernt hast. Beides ist in Ordnung. Versuche bitte, mit Ihnen Kontakt aufzunehmen und das, was nicht passt, ablegen zu wollen.

Es muss Dir nicht bewusst werden … lass es los … es darf sich verwandeln.

Lass Dir Zeit und spüre in ihn hinein … (Pause machen)

Verabschiede Dich einen Moment von diesem Anteil …

Spüre nun in die Gefühle hinein … Glück, Freude, Leid, Kummer, Sorgen … das Anstrengende und das Schöne des Lebens. Beides ist da … beides braucht Aufmerksamkeit … und beides macht den anderen Anteilen auch schon einmal klar, dass es eine Pause braucht.

Vielleicht braucht es zu oft eine Pause … manchmal, wenn es Dir nicht gut geht und manchmal in Momenten der Freude.

Jeder von uns kennt es …

Die Seele braucht manche Dinge ab und an … und dann hören Vernunft, Verstand, Wissen und auch die besten Vorgaben einmal auf.

Lass auch das los und verwandle es … das darf von ganz alleine geschehen …

Lass Dir Zeit und spüre in ihn hinein … (Pause machen)

Verabschiede Dich einen Moment von diesem Anteil …

Wer möchte sich noch zu Wort melden? Hast Du noch andere Anteile in Dir?

Wer ist wichtig?

Sehn … süchte …?

Verlangen …?

Glücksgefühle?

Zwang? Gewohnheit? Lust? Unlust? Bedarf?

Was kannst Du in Dir spüren?

Lade alle diese Anteile und die vorher erkannten ein …

Suche Dir einen Ort, an dem sich alle begegnen können …

Gestalte diesen Ort …

Wie Du möchtest …

Spüre in Deine Anteile hinein …

Jeder darf zu Wort kommen? (Pause machen)

Wer darf sprechen? (Pause machen)

Wer noch? (Pause machen)

Gib jedem Anteil Zeit, etwas zu sagen … (Pause machen)

Nun gib Dir die Zeit, Deinen Wunsch zu formulieren und alle Anteile diesen Wunsch hören zu lassen.

Was möchtest Du? Wie möchtest Du leben? Wovon frei sein? Warum gesund sein?

Sag Deinen inneren Anteilen was genau Deine Wünsche sind und bitte sie zuzuhören.

(Pause machen)

Gib Ihnen Zeit …

Lass sie antworten …

Jeden nach dem anderen … der etwas sagen möchte.

(Pause machen)

Bedanke Dich für das Feedback.

Wiederhole Deine Wünsche noch einmal … vielleicht noch klarer … vielleicht gehst Du auf gehörte Dinge dabei ein …

(Pause machen)

Die Anteile gehen auf einander ein … hören sich und Dir zu … und es darf sich das ergeben, was wirklich gut und gesund für Dich ist …

Lass nun alles los und verwandle es … das darf von ganz alleine geschehen …

Lass frei, was Du nicht mehr willst …

Alte Gewohnheiten dürfen gehen … von alleine …

Neue dürfen sich bilden …

Du wirst mehr zu dem Mensch mit dem Verhalten, dass Du Dir wünschst …

Lass Dir Zeit und spüre in ihn hinein …

Werde zu einem neuen Selbst … gesund … schlank … fit … (Pause machen)

Genieße das neue Leben … stelle Dir vor, wie Du jetzt bist … (Pause machen)

Du wirst Dich gut fühlen … in Dir und mit deiner Seele …

Du kannst alles genießen … aber Du bist jetzt frei.

Deine Seele ist frei … Dein Körper.

Alles wird sich nun ganz von alleine neu zusammenfügen und ordnen … die Anteile sind füreinander da … öffnen sich für einander …

Alles geht wie von alleine …

Text 3

Gehe in Dich … tauche in Deinen Körper ein … in Deine Gefühle …

Folge einmal diesen Gedanken … die Du jetzt hörst …

Wer bist Du? (Pause machen)

Was macht Dich aus? (Pause machen)

Wann und womit fühlst Du Dich wohl? (Pause machen)

Was ist es, das in Deinem Leben gut läuft? (Pause machen)

Was möchtest Du verändern? (Pause machen)

Wer möchtest Du sein? (Pause machen)

Was hält Dich fest? (Pause machen)

Nimm Dir Zeit … spüre in Dich … und sammle in Dir alles das auf, was Dir nicht gut tut …

(Pause machen)

Sammle das, was Du nicht mehr willst ein …

Objekte – Handlungen – Gefühle – Gewohnheiten …

(Pause machen)

Es kann in ein Gefäß kommen … lass es dort hineinfließen …

Alles, was Du nicht mehr möchtest … oder was Du einfach zu häufig gemacht hast …

Gib das, was zu viel ist hinein und nur das, was zu viel ist …

Du darfst vielleicht manche Dinge ab und an … aber weniger ist schöner und gesund …

Gib das, was zu viel ist, in das Gefäß.

(Pause machen)

Spürst Du, dass hier kein Teil Deiner Persönlichkeit ist ….?

Es sind nur Gewohnheiten, Verhaltensweisen, Strategien … aber nicht Du!

Du bist hier!

Du hast damit nichts zu tun und bist nicht in diesem Gefäß!

Schau hinein und verschließe es …

Nimm einen Korken und schließe es … versiegle es …

Bedanke Dich bei all dem, was in dem Gefäß ist …

Stelle es in Deinem Museum ab …

Dem Museum früher wichtiger Dinge und Überzeugungen.

Dort stehen auch Gefäße aus Kindheit und Jugend, Pubertät und anderen Zeiten …

Dort darf es sein und als früher wichtig darf es dort stehen.

Nun passt es nicht mehr.

(Pause machen)

Hole nun ein neues Gefäß …

Es ist das des neuen Lebens …

Deiner Vitalität, Gesundheit, Freiheit, des schlanken Ichs …

Was kann alles darin sein?

Spüre hinein in das neue Gefäß …

Erwarte spannend schöne neue Dinge …

(Pause machen)

Öffne es und lasse es auf Dich wirken …

Wie eine schöne frische Brise …

Von ganz alleine kommen neue Impulse …

Du siehst Dich schlank … gesund … fit …

So bist Du jetzt und Dein Körper wird es annehmen …

Und Deine Seele auch …

Das bist wirklich Du … und nicht das von vorher …

Du darfst Dich wandeln …

(Pause machen)

Alles, was Du nicht mehr brauchst, steht im Museum. Das brauchst Du nicht mehr ...

Du hast nun neue Impulse ...

Neue Ideen ...

Du wirst zu dem Menschen, der Du sein möchtest ...

Es darf in Dir Wärme aufkommen ... wohlige Wärme ...

Wie Sonnenstrahlen, die Dich erfüllen, wärmen ...

Du bist wunderbar, wie Du bist ...

Belastungen lösen sich auf ...

Selbstvertrauen, Stärke, Kraft und Selbstbewusstsein kommen auf ... und wachsen ...

(Pause machen)

Jeder Atemzug befreit Dich von alten Mustern und zeigt Dir das neue Leben ...

Du lebst ganz anders ... Die Energie nimmt zu ...

Lass los ...

Gestalte das neue Ich.

Lerne loslassen ... vergeben ... vergessen ... halte nicht fest ... es gibt nichts festzuhalten ...

Lerne, die Liebe in Dir zu sehen ...

Lasse los ... atme tief ein uns aus ...

Befreie Dich ...

Selbstvertrauen, Stärke, Kraft und Selbstbewusstsein kommen auf ... und wachsen ...

(Pause machen)

Alles formt sich in Dir, Deiner Seele und Deinem Körper zu Deinem neuen Ich ...

Voller Wertschätzung ... Liebe ... Freiheit ... Gesundheit ... schön und schlank ...

Genieße das Bild des neuen Ichs ...

3 Die wichtigsten fünf Meditationen und Übungen zum Abnehmen

Wir wissen alle, dass der Verstand uns nicht hilft, wenn wir etwas erreichen wollen. Unsere Seele braucht Liebe und Zuwendung – dann können wir gesunden. Daher hier fünf sehr effektive Techniken / Methoden, die eine Gewichtsabnahme gut unterstützen.

Wichtig ist es, zur Ruhe zu kommen und die Seele auszugleichen und nicht, sich Diätpläne anzuschauen. Daher sind diese Übungen solche, in denen Du Ruhe findest und näher zu Deiner Mitte kommst.

Übung 1 Atemgleichgewichtsübung

- Kreuze den linken Fußknöchel über den rechten.
- Strecke beide Arme nach vorne aus.
- Lege den rechten Arm ausgestreckt über den linken und verschränke die Finger ineinander.
- Drehe nun die verschränkten Hände nach unten-innen, zuerst zum Bauch, weiter zur Brust und lege sie auf der Höhe des Brustbeins ab.
- Atme durch die Nase ein und berühre dabei mit der Zungenspitze den oberen Gaumen.
- Während du mit dem Mund ausatmest, lege die Zunge unten auf den Mundboden.
- Führe dies etwa zwei Minuten durch, in denen du das Wort „Gleichgewicht" beim Ein- und Ausatmen denkst!

Übung 2 Synchronisationsübung

Setze dich bequem hin und mache vorher noch eine Entspannungsübung. Das könnte sein: die Atemgleichgewicht-Übung aus dem Yoga, Autogenes Training, Progressive Muskelentspannung, Selbsthypnose oder eine Meditation. Oder starte gleich, nachdem du kurz einige Minuten deinen Atem wahrgenommen hast.

Diese Übung nennt sich Synchronisationsübung. Sie wird noch an ein paar anderen Stellen wichtig werden, daher übe sie gerne, damit du später tiefer greifende Erfahrungen machen kannst, die darauf aufbauen.

Spüre nun bitte in deine Hände hinein, nacheinander. Frage dich dabei, was du empfinden kannst. Es muss nichts Bestimmtes sein. Alles ist richtig, so wie du es empfindest. Achte bitte darauf, ob du zum Beispiel Wärme, Kälte, Anspannung, Schmerz oder einen Pulsschlag fühlst. Wo machst du diese Empfindungen, ist es in einem oder mehreren Fingern oder an einer bestimmten Stelle deiner Hand, wie unter der Haut? Nimm einfach nur wahr und lass gerne alle Gedanken und Empfindungen zu. Widme dich nach kurzer Aufmerksamkeit wieder deiner Beobachtung der Hand/Hände.

Zuerst beginnst du bitte bei der linken Hand. Nimm Sie einfach ca. 2-3 Minuten wahr.

Dann achte bitte auf die rechte Hand, auch hier ca. 2-3 Minuten.

Nun bitte nimm wieder zuerst die linke und dann die rechte Hand wahr, aber nur circa eine Minute.

Nun spüre bitte in beide Hände hinein, bis du den Eindruck hast, dass das Gefühl sich in beiden Händen anzugleichen beginnt.

Nun komm wieder mit deinem Bewusstsein nach außen und öffne die Augen.

Diese Übung kannst du gerne mehrere Male am Tag wiederholen. Du wirst merken, dass es dir immer besser damit geht.

Diese Übung wird eine Balance möglich machen, mit der du viele Dinge ausgleichen kannst. Es hilft sehr gut, sich damit vertraut zu machen. Bitte versuche nicht, die Zeit der Übung möglichst lang werden zu lassen, sondern eher die Übung öfter durchzuführen. Wenn du merkst, dass deine Gedanken zu sehr abschweifen, dann beende die Übung etwas schneller. Ist es nicht der Fall, nimm dir gerne etwas mehr Zeit. Es kommt aber nicht auf die Dauer an, häufigeres Training ist wichtig.

Übung 3 Beobachten ohne Bewertung

Kannst du Dinge beobachten, ohne sie zu bewerten? Gestatte dir doch einige Versuche, Dinge bewusster wahrzunehmen, die du nicht bewertest. Dann gestatte dir, dass sich Lösungen aus dir heraus bilden können. Das ist am Anfang sehr schwierig, weil dein Verstand dir im Weg ist. Du wirst jedoch sicherlich nach und nach den Mut und die Weisheit in dir finden, besser damit umzugehen, und es wird immer einfacher und schneller werden.

Wenn etwas vor Deine Augen kommt und Dir Lust macht … gehe wie folgt vor:

Beobachte auch Deine Lust, etwas zu essen, trinke ein Glas Wasser und frage Dich, wie Du in zehn Minuten entscheiden wirst und wie, nachdem Du es gegessen / getrunken hast. Was wird dann sein? Wie wirst Du Dich fühlen?

Lasse es auf Dich wirken …

Möchtest Du es? Welche Menge? Oder vielleicht erst später oder dieses Mal nicht?

Lass Dir Zeit dabei, eine Entscheidung zu treffen.

Übung 4 Toleranz kultivieren

Heute möchte ich beginnen, mich selbst zu tolerieren. Ich möchte mich selbst achtsam und respektvoll wahrnehmen und nicht werten, was ich mache. Selbst missbräuchliches und schädigendes Verhalten gilt es zu hinterfragen. Werten wir nicht, was wir tun, sondern versuchen wir, das Verhalten zu tolerieren und dann zu hinterfragen, wenn wir es nicht angemessen finden. Es geht für mich darum, dass ich heute beginnen möchte, mich selbst von ganzem Herzen zu tolerieren und zu akzeptieren. Dadurch lernen wir auch, anderen Menschen gegenüber toleranter und respektvoller zu sein. So wie wir uns selbst gegenüber tolerant und respektvoll werden, so werden wir es auch anderen Menschen gegenüber. Das eine kann die Basis des anderen sein.

Ich bin tolerant bei mir und bei anderen Menschen. Wenn ich ungesunde Dinge sehe, dann hinterfrage ich sie und kann sie lassen, wie und wo sie sind. Wir alle dürfen uns einmal etwas gönnen ... aber es muss nicht immer ungesund sein.

Nimm die Dinge wahr, wie sie sind. Toleriere Deine Gelüste, Gedanken und das, was Du damit verbindest. Lass los, was Du nicht mehr brauchst.

Übung 5 Glaubenssätze

Welche Glaubenssätze könnten dich davon abhalten, zu dir zu finden, schlank, gesund und frei zu leben?

Was könntest du tun, um diese Glaubenssätze umzugestalten?

Nimm dir Zeit und gehe in eine meditative oder entspannende Haltung. Erlaube dir, deinen Glaubenssatz, den du bearbeiten möchtest, aufmerksam wahrzunehmen. Achte vielleicht auch darauf, wie und wodurch du ihn gelernt hast. Sei offen für das, was du spürst und was in dir aufkommt.

Vielleicht ist ein Glaubenssatz, dass du aufessen musst, Fleisch immer gesund ist oder einige Lebensmittel für die Seele sind.

Spüre hinein, welcher Glaubenssatz aktiv ist.

Nun stelle dir vor, wie du bereits an dem Ziel angekommen bist, offen sein zu dürfen. Erlaube dir, dich als offenen Menschen wahrzunehmen, der seinen Wert nicht mehr durch das Außen definiert, sondern der alle Menschen als gleichwertig besonders anerkennt, bei dir selbst beginnend. Du bist ein wunderbarer Mensch mit deinen Fehlern und ohne perfekt sein zu müssen. Du bist mit aller Unvollkommenheit ganz besonders, denn genau das macht dich aus. Versuche, diese Wahrheit in dir zu finden und genieße sie mit allen Sinnen.

Achte bei der Umgestaltung darauf, dass du den vermeintlichen Wert des Glaubenssatzes wertschätzen kannst. Als Beispiel kann eine Überzeugung dienen, wie „Ein Indianer kennt keinen Schmerz!" Es ist sicherlich gut, Schmerz wahrzunehmen, damit man nach Ursachen suchen und Lösungen finden kann. Diesen Schmerz muss man jedoch nicht zelebrieren und mit mehr Aufmerksamkeit behandeln, als angemessen ist. Also könnte ein neuer Satz lauten „Ich achte auf meinen Schmerz, gehe angemessen mit ihm um und lasse ihn dann los!"

Wenn Du glaubst, man müsse aufessen, dann nimm Dir vor, besser einzukaufen, kleinere Portionen aufzutischen – und dann einmal nicht aufzuessen, falls Du es falsch eingeschätzt hast. Du wirst besser darin werden – immer besser.

Nun spüre noch eine Zeit lang hinein in deinen neuen Glaubenssatz und fühle, wie es dir damit geht. Achte darauf, wie du die Änderung der Überzeugung umsetzen kannst und arbeite vielleicht erst einmal mehrere Tage oder Wochen mit einem Glaubenssatz, bevor du mehrere ausprobierst. Durch diese achtsame Übung wirst du ganz von selbst lernen, später ganz schnell Glaubenssätze umformulieren zu können.

Mehr Übungen wie diese findest Du in meinen anderen Büchern. Das sind fünf der Techniken, die auch das Abnehmen gut unterstützen können.

Nachwort und wichtige Hinweise

Du kannst alles das verändern und kannst sehr viel selbst gestalten. Effektive Hilfe bekommst Du aber am besten durch Hypnose mit einer Ernährungsumstellung auf Dauer. Zu Dir und Deiner Gesundheit sollte es passen und auf Deine Persönlichkeit zugeschnitten.

Es lohnt nicht, alles günstig und schnell zu bekommen – das hattest Du sicher schon. Befreie, liebe und lebe Dich und genau Dein Leben – ab jetzt. Die anderen Wege kennst Du schon.

Klar möchtest Du ein einfaches Leben. Das bekommst Du. Die Umstellung kann und wird Dich fordern. Das neue Leben wird ein Genuss. Gib Dir die Chance bis dahin – Du kannst es schaffen.

Quellen / Verweise

Auf meinem persönlichen Blog **www.abnehmtipps-abnehmtricks.de**
findest Du Kontaktdaten, Facebook Seiten und Gruppen von mir und
unserem Team, meinen Newsletter, meine Bücher und vieles mehr.
Dort sind auch Empfehlungen zu einigen Produkten und Hilfsmitteln
aufgeführt.

Dieses Buch basiert auf meinen persönlichen Erfahrungen und nicht
auf dem, was andere Menschen geschrieben haben. Die einschlägigen
Bücher habe ich erst sehr viel später gelesen und kann nur sagen, dass
sie hilfreich sein können, aber für mich viele Dinge unbeantwortet
blieben, wie das Abnehmen ohne Fleisch vor allem.

Somit kann ich hier keine weiteren Quellen angeben, aber verweise
gerne dazu auf den Blog, den ich pflegen und ergänzen kann, damit die
Informationen immer aktuell sind.

Disclaimer / Wichtige Hinweise

Ich schreibe hier meine Erlebnisse auf und berichte von meinen
Erfahrungen. Die erlebten positiven Auswirkungen fanden tatsächlich
ohne konkrete Absicht statt, sondern entstanden, nachdem der
jeweilige Mensch wieder in seine Balance kam. Die Basis ist natürliche
Nahrungsergänzung, gesunde Bewegung, Meditation, Hypnose und
achtsames Coaching – keinerlei Therapie oder medizinische Beratung,
auch wenn wir im Team mit Ärzten, Heilpraktikern und vielen anderen
kompetenten Menschen arbeiten.

Bei gesundheitlichen Beschwerden konsultieren Sie bitte Ihren Arzt
oder Heilpraktiker. Nehmen Sie Medikamente oder alle anderen (Heil-
)Mittel nur nach Absprache mit einem Heilpraktiker, Arzt oder
Apotheker ein. Verwenden Sie Informationen aus diesem Buch nicht
als alleinige Grundlage für gesundheitsbezogene Entscheidungen. Das
Buch ist eine Meinungsäußerung des Autors und seiner Co-Autoren
und könnte trotz bester Absichten ganz oder teilweise falsch sein.

Wo Du mehr lesen kannst!

Darüber werde ich auf meinem YouTube Kanal und meinem persönlichen Blog **www.abnehmtipps-abnehmtricks.de** immer wieder berichten. Ich freue mich auf Fragen und Kontaktaufnahmen von Euch und darauf, dass Ihr Euch auch wohlfühlen wollt.

Lass es sein, Dich zu quälen, fordere Dich lieber heraus, gesund zu leben und Dich selbst dabei zu finden. Mir ist es gelungen, es hat mein Leben verändert. Ich bin durch Höhen und Tiefen gegangen und habe mich mal beschissen gefühlt und dann wieder stark. Du hast es verdient, Dich genauso zu befreien.

Du kannst es und wir – Angelika und ich – haben viele Menschen schon begleitet. Viele von ihnen halten das Gewicht. Die Menschen, die sich umstellen, werden es schaffen und halten. Du bist eingeladen, auch dabei zu sein.

Du findest meine Facebook-Seite, meinen Blog, meine YouTube Videos und alle Empfehlungen, Rezepte und vieles mehr auf meiner Seite: www.abnehmtipps-abnehmtricks.de

Die Bücher aus der Buchserie: Abnehmtipps, Abnehmtricks und Low Carb Rezepte für ein leichtes Leben

Abnehmen ohne Hunger: So habe ich 30 kg abgenommen!

Ich habe rund 30 kg in fünf Monaten abgenommen! Jeder kann es schaffen – sogar noch schneller und noch mehr – ohne Hunger oder Sport!

Low Carb Rezepte zum Abnehmen ohne Kohlenhydrate

Die besten und einfachsten Rezepte zum Abnehmen ohne Hunger, die lecker sind und Spaß machen! Auch vegetarisch, vegan, glutenfrei und natürlich Low Carb!

Abnehmen mit Hypnose

Wie Hypnose, Meditation und einfache Übungen mir beim Abnehmen geholfen haben!

Darmreinigung, Stoffwechselkur und wichtige Vitalstoffe

Wie ich gesund wurde, abgenommen habe und was mir wirklich geholfen hat.

Erfolgreich mit Empfehlungsmarketing im Gesundheitswesen

So kann jeder Mensch mit Empfehlungsmarketing im Gesundheitsbereich ganz einfach ohne Fachwissen finanziell frei werden.

So habe ich meine Essstörung besiegt

Wie ich es endlich geschafft habe, meine Essstörung zu besiegen. Mein Weg und wie auch Du es schaffen kannst.

Andere Bücher von Arno Ostländer, alle erhältlich beim Autor und bei Amazon:

Endlich bei mir angekommen
Das Lese- und Übungsbuch für alle Menschen, die sich auf den Weg zu ihrem eigenen erfüllten Leben voller Liebe machen möchten!

Ganz einfach vegan
Vegane Ernährung ganz simpel erklärt mit 99 Fakten und Basics zum Einsteigen, Verstehen und Umdenken für Alle sowie einige schnelle und einfache vegane Rezepte mit Suchtfaktor.

Rheinischer Buddhismus des 21. Jahrhunderts
(Das kölsche bzw. rheinische Grundgesetz, als Grundlage eines neuen und erfüllten Lebens. / Läve verstonn nohm Kölsche Jrundjesetz

Frei von Stress, Schmerzen, Angst und Selbstzweifeln in zehn Schritten Handbuch zur Selbsthilfe und Behandlung von Klienten mit Quantenheilung und Meditation.

Hypnose lernen 01 Skript und Lehrbuch zum Hypnose Basis Seminar
Hypnose lernen ohne Vorkenntnisse. Alle Inhalte einer Hypnose Basis Ausbildung schriftlich mit Mustertexten.

Wie kann ich wieder lieben lernen?

In verständlichen Worten wird anschaulich und klar Mut für einen Neuanfang geschaffen, der gelingen kann. Dabei werden Stolperfallen, Illusionen und Fallstricke klar angesprochen und Wege aufgezeigt, sie zu umgehen.

Die Liebe lohnt sich immer und sie ist für jeden von uns möglich, wenn wir anfangen, sie in unser Leben zu lassen.

Euer Glück kotzt mich an!

Warum es Dich schmerzt, wenn andere Menschen glücklich sind und von Deinem Weg zum eigenen Glück und zur Liebe in Dir!

Wir sind frustriert, weil diese blöden Menschen doch alle so viel glücklicher sind als wir. Es könnte so schön sein, aber wir stehen uns selbst und dem eigenen Glück im Weg, wohingegen es anderen Menschen scheinbar gut geht. So ist es nicht und wir haben die Chance, unser Leben zu verändern. Diese kleine schriftliche Anleitung zum eigenen Glück kann eine gute Hilfe sein, das Leben als Opfer zu beenden und das eigene Glück zu erfahren, das zum neuen Lebenskonzept wird und viel Freude bereitet.

Ab jetzt l(i)ebe ich mich selbst

Wir haben gelernt, uns zu verbiegen und leben eine Existenz, die man uns vorschreibt, gefangen in Ängsten und Zwängen. Arno Ostländer schreibt in klarer und oftmals provokanter, aber auch einfühlsamer Art über uns prägende Erfahrungen und die Möglichkeiten, die eigene Persönlichkeit zu entwickeln. In deutlichen Worten erkennen wir uns selbst, finden zu unseren eigenen und wahren Werten und lernen, uns selbst zu leben und den Mut zum eigenen Leben zu finden. Es ist möglich, zu einer eigenen Persönlichkeit zu finden und frei zu leben, wenn man den Mut hat, den einfachen Schritten des Buches zu folgen.

10 Kurzanleitungen zu Meditation und Achtsamkeit

Meditation, Achtsamkeitsübungen, Autogenes Training, progressive Muskelentspannung … Es gibt so viele Möglichkeiten der Entspannung. Daher nun hier ein kleiner und kompakter Ratgeber mit vielen Tipps, den wichtigsten Techniken, aber auch vielen weiteren Möglichkeiten inkl. Klang- und Duftreisen, Atemmeditation und Quanten-Meditation.

Quantum Rebalance by Arno Ostländer

Fragen und Antworten auf dem Weg zur Rückverbindung mit unserer natürlichen Lebens-Balance und dem wirklichen Selbst in uns.

Quantum Rebalance wurde entwickelt durch Arno Ostländer von 2009 bis 2014. Das Ziel der Methode ist es, mit Hilfe der Quantenheilung und anderer integrierter Techniken (u.a. Imaginative Traumatherapie, Lösungsfokussierte Kurztherapie, Positive Psychologie, Reiki, NLP, Systemische Beratung und Therapie, Vertriebs- und Verkaufspsychologie, Entspannung, Meditation, Ayurveda, buddhistische sowie christliche Elemente, Achtsamkeitsübungen u.v.m.) den gesamten Organismus auf einfache Weise mit simplen Übungen und Überlegungen wieder in die ursprüngliche Balance zu bringen, in der wir alle das Licht der Welt erblickten. Es geht nicht darum, einzelne Probleme zu lösen, zu therapieren oder bestimmte Ziele zu verfolgen, sondern um das Leben in seiner natürlichen Art und Weise.

Massage lernen 01 Lomi Lomi Nui Massage

Die Lomi Lomi Nui Massage aus Hawaii ist die bekannte Hawaiianische Tempelmassage. Wir wollen in diesem Script besprechen, was eine gut praktizierbare und leicht anzuwendende Version ist, die wir in Europa ausüben können.

Gefälschte Kinder

Kind sein ist schwer, Vater oder neuer Papa sein auch. Es kann, darf und muss besser werden, wenn es gut werden soll zwischen Vätern und Kindern. Ein Ratgeber für Männer und ebenso für Frauen, die Männer in dieser schwierigen Situation verstehen bzw. ihnen helfen wollen.

Hypnose lernen 02 Script und Lehrbuch für Hypnose Profis!

Was denken und fühlen Menschen wirklich und durch welche Augenbewegungen und Gesten zeigen Sie, was in Ihnen vorgeht? Wie kann man dies nutzen, um Ergebnisse zu erzielen, die das Leben nachhaltig verändern? Hypnose Profis sind in diesen Techniken ausgebildet, geben dieses Wissen aber nicht einfach weiter.

Sie haben schon einige Grundkenntnisse in Hypnose und möchten gerne wissen, was Profis wirklich leisten, wenn sie mit Hypnose arbeiten? Lernen Sie effektive Techniken kennen und lernen Sie vor allem, wie Sie mit Menschen so umgehen, dass Sie erkennen, was jemand wirklich erreichen möchte und was er von sich preisgibt.

Aufbauend auf dem ersten Band erfahren Sie hier, wie Sie frei arbeiten können und wie Sie eine gelungene Beziehung zu Ihrem Klienten aufbauen, in Gesprächen die Führung übernehmen sowie das Verhalten und die Absichten von Menschen erkennen. Darüber hinaus erlernen Sie, wie Sie professionell mit Hypnose das Leben von Menschen dauerhaft verändern können. Werden Sie zum erfolgreichen Profi in Hypnose.

Der erste Roman von Arno Ostländer „Frendschaft, Liebe, Sex und andere Unfälle"

Wir alle kennen Erlebnisse, die wir gerne nicht erleben wollten. Damit sind wir bei Volker angekommen, dem Held unseres Romans. Arno Ostländer, der sonst beruflich mit Menschen an deren Herausforderungen arbeitet, hat einmal sein Leben, Geschichten von Freunden und Phantasien, die das Leben betreffen, zu einem lustigen Männerroman verarbeitet, der manchmal schonungslos ist, manchmal zum Nachdenken anregt, aber nicht ins Niveaulose abgleitet.

Er schafft es trotz der lustigen Worte, damit zum Nachdenken anzuregen und Lust auf ein besseres und bewussteres Leben zu machen und zeigt auf, dass wir uns auf den Weg zum wahren Selbst machen dürfen. Wer Volker erlebt hat, der bekommt Lust dazu, nachdem er zu Ende gelacht hat, an seinem Leben arbeiten zu wollen. Lachen ist die beste Motivation und deutliche Worte sind hilfreich, um Veränderungen herbeizuführen.

Ratgeber Liebe und Partnerschaft

Mehr als vierzig spannende Blog-Artikel, die komplett überarbeitet wurden – einige davon hier zuerst veröffentlicht – schaffen eine spannende Übersicht der wichtigsten Themen rund um Beziehung, Liebe und Partnerschaft.

Das Geschenk des Glücks:
In 21 Tagen Nein sagen lernen

Geschenkbuch für Menschen, die nicht Nein sagen und sich nicht abgrenzen können.

Die 21 Tage (Schritte), um Nein sagen und sich abgrenzen zu können, sind eine hilfreiche Anleitung zum einen Selbst. Wer sich vor anderen Menschen glaubt verbiegen zu müssen und nicht auf sich achtet, wird immer wieder Ablehnung und Missgunst ernten. Wer zu viel hilft, sich selbst verliert und nicht auf die eigenen Bedürfnisse achtet, wird die Menschen hassen lernen, denen er sich zuwendet.

Es wird Zeit, das eigene Selbst zu finden, sich zu achten, Selbstliebe kennenzulernen und die richtigen Entscheidungen zu treffen. Dieses Buch soll ein Geschenk an die Menschen sein, die uns am Herzen liegen. Sie können in 21 Tagen ein neues Leben kennenlernen und den Weg zu sich selbst gehen. Nach und nach wird es möglich, sich abzugrenzen, sich zu schützen und das zwanghafte Ja abzulegen.

Auf sanfte und respektvolle Weise wird der Leser mit dem Buch wachsen und sich selbst erkennen. Die eigenen Wünsche und Ziele werden klarer. Freundschaften erreichen eine neue Tiefe. Das Bewusstsein weitet sich. Ja und Nein werden nebeneinander möglich, ohne andere Menschen zu verletzen.

Dieses Buch ist eine wertvolle Hilfe für alle die Menschen, die zu wenig auf sich selbst achten. Wer sich und seine Bedürfnisse zu oft zurückschraubt, wird viele Hinweise dazu bekommen, wie dieses Verhalten erlernt wurde und wie es abgelegt werden kann.

Jeder einzelne Tag beinhaltet auch eine Übung, die mit einer einfachen Meditation vertieft werden kann. Behutsam wird die Arbeit an der Selbstfindung gesteigert, bis die Balance des Ja und Nein, von Ich und Du, von Selbstverwirklichung und Freundschaft gefunden werden kann. Werde ein besserer Mensch, werde Du selbst.

Und vergiss nicht: Dieses Buch möchte verschenkt werden.

Über das Buch

Hypnose und Meditation – wie kann das helfen?

Ganz Sanft – kennen wir gar nicht mehr. Wir schaden uns so oft selbst und sind so selten liebenswert und freundlich zu uns – das ist in Hypnose ganz anders.

Meditation wie Hypnose sind achtsam, lassen uns zur Ruhe kommen und geben uns die Chance, aus dem bisherigen Leben auszusteigen.

Es ist unsere Eintrittskarte in die Freiheit.

Drei ganz einfache und wirksame Texte und fünf leichte Übungen sind ein guter Einstieg und vielleicht die Basis der Veränderung. Wir haben es verdient, gut und gesund zu leben.

Mehr über Arno Ostländer

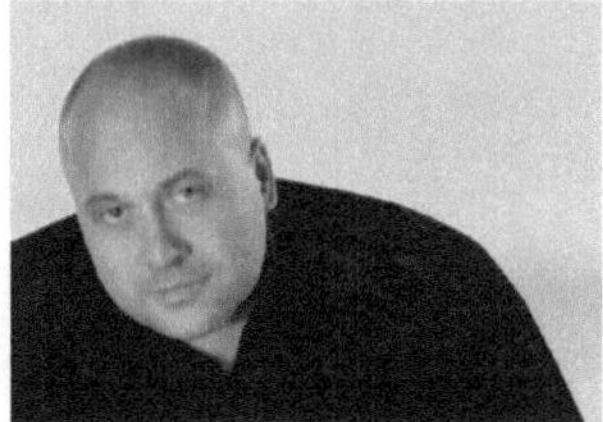

Arno Ostländer, Buchautor und Moderator Jahrgang 1968, ist unter anderem ein aus Radio, TV und Presse bekannter Coach und Berater, der beispielsweise als Experte für Zeitungen schreibt und im TV unter anderem tätig war als Berater von Silvia Wollny (Die Wollnys - Eine schrecklich große Familie). Darüber hinaus bloggt er zu vielen interessanten Themenbereichen und ist in vielen Medien gefragter Interviewpartner.

Der Versicherungsfachwirt und frühere Vertriebstrainer hat kurz nach erreichen seines vierzigsten Lebensjahres aus einer tiefen Lebenskrise heraus sein Leben auf neue Beine gestellt. Er hat seither zahlreiche Ausbildungen absolviert und sehr viele berühmte Persönlichkeiten getroffen, mit denen er gearbeitet hat. Sein Ansatz ist hypnosystemisch, lösungsorientiert und konstruktivistisch. Aus dieser Lebensneugestaltung heraus entstehen seine Sachbücher, Videos, Artikel, Bücher und andere Multimedia-Artikel.

Er arbeitet neben diesen Tätigkeiten auch mit Einzelpersonen, Familien, Gruppen und Firmen im Raum Aachen.

Seite Internetseiten sind hier zu finden:

Bewusstes Zentrum
www.bewusstes-zentrum.de

Die persönliche Internetseite:
www.arno-ostlaender.com

Persönlicher Blog zu dieser Buchserie:
www.abnehmtipps-abnehmtricks.de

Links und Downloads zum Buch immer aktuell unter:
www.21fit.de